RECHERCHES

SUR

LE SIÉGE, LES CAUSES ET LE TRAITEMENT

DU

CHOLÉRA-MORBUS

ÉPIDÉMIQUE,

Observé à Paris, en Avril et Mai 1832;

Par DUDON,

DOCTEUR EN MÉDECINE DE LA FACULTÉ DE PARIS,
MEMBRE DE LA SOCIÉTÉ D'INSTRUCTION MÉDICALE,
DU CERCLE MÉDICAL,
ET DE LA SOCIÉTÉ MÉDICO-PRATIQUE.

IN-8º. — PRIX : 1 FRANC.

PARIS.

Chez **GABON**, Libraire, rue de l'École de Médecine, nº 10;
LE DOYEN, Libraire, Palais-Royal, Galerie d'Orléans, nº 33.

AUX BATIGNOLLES-MONCEAUX,

Chez l'Auteur, rue Hélène, nº 7.

—

1832.

RECHERCHES

SUR

LE SIÉGE, LES CAUSES ET LE TRAITEMENT

DU

CHOLÉRA-MORBUS

ÉPIDÉMIQUE,

OBSERVÉ A PARIS, EN AVRIL ET MAI 1832;

PAR DUDON,

DOCTEUR EN MÉDECINE DE LA FACULTÉ DE PARIS,
MEMBRE DE LA SOCIÉTÉ D'INSTRUCTION MÉDICALE,
DU CERCLE MÉDICAL,
ET DE LA SOCIÉTÉ MÉDICO-PRATIQUE.

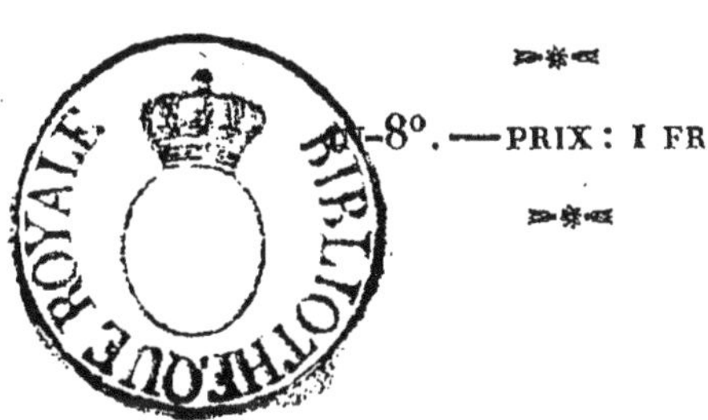

IN-8°. —PRIX : 1 FRANC.

PARIS.

CHEZ **GABON**, LIBRAIRE, RUE DE L'ÉCOLE DE MÉDECINE, N° 10;

LE DOYEN, Libraire, Palais-Royal, Galerie d'Orléans, n° 33.

AUX BATIGNOLLES-MONCEAUX,

CHEZ L'AUTEUR, RUE HÉLÈNE, N° 7.

1832.

Imprimerie d'HERHAN, rue Saint-Denis, n° 380.

À Messieurs

Les Membres de l'Académie de Médecine,

A PARIS.

***

MESSIEURS,

Diverses circonstances m'ont mis à même d'observer le choléra épidémique dans toutes ses phases. Me proposant de soumettre mes observations à la Commission chargée de vous présenter un rapport sur la maladie, je me suis livré à des recherches pour en reconnaître le siége et l'étiologie.

Au moment où je m'occupais de la mise au net, j'ai appris que votre Commission venait de vous faire son rapport. J'ai hésité à vous communiquer mon opuscule; mais, réfléchissant que, selon toute apparence, le travail sera repris en sous-œuvre pour lever, s'il est possible, tous les doutes relatifs au siége, à la cause première, et à la contagion du choléra, je me suis décidé à le livrer à l'impression. J'ai l'honneur de vous en adresser plusieurs exemplaires, vous priant d'agréer l'assurance de la haute considération avec laquelle je suis,

Messieurs,

Votre très humble et très respectueux serviteur,

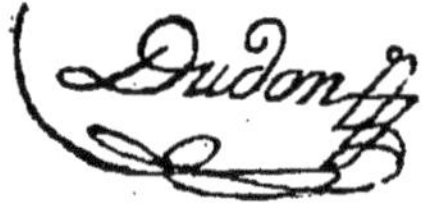

P. S. Ma notice sur le choléra fut publiée, le 8 avril, comme instruction populaire.

NOTICE

SUR

LE CHOLÉRA ÉPIDÉMIQUE

EN AVRIL 1832.

Les signes caractéristiques du choléra sont des vomissemens fréquens et des selles consistant en matières liquides qui présentent l'aspect de l'eau de vaisselle trouble. Le malade se plaint de crampes dans tous les membres, d'une forte constriction à l'estomac, de soif ardente; le pouls est petit et concentré, souvent imperceptible; quelquefois les urines sont nulles. On remarque prostration des forces, les yeux concaves, la face contractée et cadavéreuse.

Cullen a classé cette maladie parmi les affections nerveuses et les spasmes : en 1669 et 1747, elle a régné épidémiquement comme elle règne aujourd'hui.

Les effets du choléra sont si rapides et si terribles, qu'on l'a désigné vulgairement sous le nom de *trousse-galant*. Aussi, dès l'instant de son invasion, il faut se hâter d'y porter remède.

Quels sont les moyens propres à se préserver de

la maladie? Quels sont les moyens curatifs qui mé-
ritent la préférence?

Voilà deux questions que l'on m'adresse souvent;
je vais répondre succinctement et le plus clairement
qu'il me sera possible. Mon langage sera dépouillé
des termes techniques, pour me rendre intelligible
à tout le monde, puisque tous, indistinctement,
sont appelés, dans l'intérêt général de la société,
à porter les premiers secours.

C'est dans l'atmosphère que résident les causes des
maladies épidémiques. On a proposé de soumettre
à l'analyse l'air atmosphérique de Paris pendant
l'épidémie actuelle.

Je crains bien que cette idée philantropique n'ait
aucun résultat positif; car peut-on attribuer les influences actuelles de l'air atmosphérique à des éma-
nations ou à des miasmes qui le corrompent? ne
doit-on pas plutôt l'attribuer à une altération ou
modification du fluide électrique répandu dans l'atmosphère, altération dont les principes inconnus
ne sont point susceptibles d'être analysés?

On remarque que l'épidémie cholérique exerce
ses ravages, comme par prédilection, dans les habitations placées près de la Seine : or, ces habitations se trouvent, surtout le soir, la nuit et le matin, enveloppées de vapeurs humides puissamment
conducteurs de l'électricité. L'on a observé en Russie

et en Pologne que l'humidité de l'air augmentait le nombre des malades.

La commune des Batignolles, où l'air est pur et sec, présente peu de cas bien prononcés de choléra, en comparaison des communes situées sur le bord de la rivière. L'autorité administrative, autant qu'il a été en son pouvoir, a pris les dispositions d'hygiène publique; les habitans ont répondu avec empressement à l'appel fait à leur générosité : une ambulance pour les cholériques a été formée comme par enchantement (1), et les soins les plus assidus y sont prodigués avec zèle et bienveillance.

MOYENS PRÉSERVATIFS.

L'épidémie sévit principalement sur la classe de la population exténuée par les privations de tout

---

(1) Le 1ᵉʳ avril, les médecins domiciliés aux Batignolles furent convoqués par M. le Maire pour se concerter sur les mesures sanitaires contre le choléra-morbus qui, depuis deux jours, avait marqué son invasion dans la commune par un cas très-prononcé.

Le 5 , l'épidémie commença à sévir avec violence. Grâce à l'activité de M. Descamps, membre de la commission sanitaire, ainsi que de M. Ledreux, adjoint à la mairie, un hospice temporaire pour les cholériques fut établi en un seul jour. La plupart de mes confrères étant *extrémement* occupés à leur nombreuse clientelle, je me trouvai seul, en ces premiers momens, pour seconder ces deux fonctionnaires dans leurs efforts philantropiques. J'ai fait le mieux qu'il m'a été possible, et je suis infiniment sensible au témoignage particulier de satisfaction dont m'a honoré la *commisson sanitaire* de Batignolles-Monceaux pour mon zèle et ma conduite durant l'épidémie.

genre, sur les individus livrés habituellement à l'intempérance et à la débauche, sur ceux affaiblis par l'âge, sur ceux qui négligent les soins de propreté. Elle exerce également, dans toutes les classes de la société, son influence funeste, sur les gens très irascibles ou qui se laissent dominer par les affections tristes de l'âme, surtout, par les sentimens de la peur.

D'après ces remarques d'une rigoureuse observation, il suffit du simple bon sens pour nous indiquer les moyens préservatifs de l'épidémie :

Livrez-vous à une vie active sans vous fatiguer, vivez sobrement, évitez toutes sortes d'excès, faites usage d'une bonne nourriture; ne vous privez pas totalement de certains alimens et de certaines boissons qui vous sont devenus indispensables par l'habitude.

La plupart des avis que l'on a publiés et que l'on a puisés dans les principes généraux d'hygiène, ont eu le grand inconvénient de rompre brusquement beaucoup d'habitudes; les transitions subites d'un régime excitant à un régime débilitant ont produit de mauvais effets.

Les faux bruits répandus qu'on empoisonnait les vins et les viandes ont eu pour résultat, non seulement de porter un préjudice considérable au commerce des comestibles, mais encore, ont aggravé les influences du choléra; car la peur a frappé les esprits trop crédules ; beaucoup, saisis de terreur panique, se sont condamnés à des privations qui les ont notablement affaiblis, et rendus par conséquent plus impressionnables à l'épidémie.

Bannissez toute crainte : la tranquillité de l'âme est le plus puissant préservatif ; elle a plus d'efficacité que tous les sachets camphrés et toutes les amulettes que la cupidité exploite sur la peur et la crédulité ; l'expérience a prouvé que la maladie n'est point contagieuse.

Ne négligez pas les soins de propreté dans vos habitations ; pour les assainir, employez le chlorure de potasse (eau de Javelle), qui a les mêmes propriétés que le chlorure de chaux, et que l'on se procure à plus bas prix ; que les vêtemens, surtout les chemises, soient très propres ; garantissez du froid la poitrine, le ventre et les pieds ; évitez de poser les pieds nus sur le carreau ; évitez surtout le passage subit du froid au chaud ; et, si vous suez, ne laissez pas refroidir la sueur sur votre corps, changez plutôt de linge. J'ai remarqué que la maladie semble épargner les personnes qui ont soin de prendre, de temps en temps, des bains par simple motif de propreté.

MOYENS CURATIFS.

Je n'écris pas pour l'instruction des médecins ; mais comme le choléra exige des secours prompts, et que les moindres délais sont souvent funestes, je tracerai, en deux mots, ce que l'on doit faire aussitôt que l'on éprouve des vomissemens et la diarrhée tout à la fois; ce sont là deux caractères principaux de la maladie; bientôt surviennent les frissons, les crampes et le refroidissement des pieds et des mains.

Il faut se hâter de bassiner le lit, y placer le malade, mettre à ses pieds et à côté de ses mains des briques chaudes; s'efforcer d'entretenir la chaleur aux extrémités, en frictionnant les jambes et les bras avec un morceau de laine ou de linge.

On donne une infusion de thé, de camomille ou de fleurs de tilleul, ou même de sureau, avec addition d'eau de fleurs d'oranger, sans sucre.

On prépare en même temps un bain à la température de trente degrés; on y plonge le malade; on l'y laisse quinze minutes, une demi-heure et même plus, selon qu'il peut en supporter la durée, sans éprouver de malaise; pendant qu'il est dans le bain, on réchauffe le lit avec une bassinoire et la vapeur de sucre projeté sur les charbons. A la sortie du bain, il faut ne pas perdre le temps à essuyer le malade; on le recouvre d'un drap bien chaud, et on le replace vitement dans son lit. On favorisera la transpiration; on aura soin de s'assurer, souvent, si les pieds et les mains conservent leur chaleur naturelle; dans le cas contraire, on renouvellera les frictions continuelles, et les autres moyens pour les réchauffer.

Le reste du traitement doit être dirigé et modifié par un médecin, qui pourra le varier suivant les symptômes prédominans. Les succès obtenus par des moyens variés, diversement modifiés et en quelque sorte opposés, prouvent l'utilité de ce précepte. Aux uns il fera administrer les toniques, tels que le punch; aux autres, les anti-spasmodiques; il emploiera la saignée ou les sangsues, si le pouls radial redevient sensible; une légère saignée, en pareil cas, rend le sang plus fluide.

Les malades se plaignent de grande altération; ils témoignent un grand désir de boire froid. J'ai vu qu'en satisfaisant à ce désir, inspiré en quelque sorte par la nature, et donnant la boisson par petites doses, on a toujours obtenu d'excellens effets. Mais, je le répète, je n'écris pas pour l'instruction des médecins, je borne là tous ce que je me suis proposé d'écrire sur le traitement.

FIN DE LA NOTICE.

RECHERCHES

SUR

LE SIÉGE, LES CAUSES ET LE TRAITEMENT

DU

CHOLÉRA ÉPIDÉMIQUE.

Au commencement d'avril, je publiai une Notice sur le choléra épidémique. Ainsi que je l'avais présumé, l'analyse de l'air atmosphérique n'a fourni aucun résultat positif, puisque celui recueilli dans les salles des malades à l'Hôtel-Dieu, comme dans les divers quartiers de la capitale, et sur les hauteurs qui l'avoisinent, a été reconnu *pur* et *identique*.

On doit considérer comme très important, en médecine, de bien fixer les idées sur les causes du mal, et sur les parties qui en sont primitivement affectées, afin de bien établir le mode de traitement.

Les symptômes du choléra sont si effrayans, ils marchent avec tant de rapidité, qu'eux seuls paraissent avoir absorbé toute l'attention de la plupart des médecins. Ainsi *l'empirisme raisonné* a servi de guide dans les divers traitemens; on n'a combattu que les symptômes, et la mort, qui moissonnait en masse ses victimes, n'a pas donné le temps de méditer et de bien coordonner les moyens thérapeutiques.

Un professeur célèbre par son système antiphlogistique, s'est hâté de circonscrire le choléra dans le domaine de sa physiologie. Ses leçons ont reçu,

par la voie des journaux, une publicité prématu-
rée... Plût au ciel qu'elles n'eussent jamais franchi
l'enceinte des amphithéâtres!... elles n'ont servi
qu'à semer au loin l'épouvante, à soulever des nuages
pour accroître l'obscurité qui enveloppe le choléra épidémique.

Sans prétendre rivaliser avec nos savans, je ferai
mes efforts pour apporter quelque lumière dans la
nuit où nous sommes plongés; j'exposerai franche-
ment mes idées; je communiquerai les fruits de
mon expérience, dans le seul but de concourir à
la découverte de la vérité.

Pour remonter à la cause première, procédons
du *connu* à *l'inconnu*.

Il est incontestable que, chez le malade atteint du
choléra, les fonctions de la vie organique sont trou-
blées et même perverties. Tout indique que le grand
nerf sympathique est frappé de torpeur et privé de
sa sensibilité normale, que les vaisseaux sanguins
et chylifères sont tombés dans une sorte d'inertie.

Le sang, ne recevant plus par la veine sous-clavière l'alimentation nécessaire, perd sa fluidité,
s'épaissit; les contractions du cœur sont incapables
de le pousser jusqu'à travers les vaisseaux capil-
laires; le pouls radial disparaît. De là résultent
le refroidissement des membres et les symptômes
cyanopathiques.

La partie aqueuse, qui, dans le tube intestinal, servait de véhicule aux matériaux de la nutrition, cesse de pénétrer dans les lactés; le mouvement péristaltique est troublé; il y a, par haut et par bas, fréquemment et avec abondance, regorgement de cette partie aqueuse qui, étant mêlée avec le chyme, prend l'aspect d'un liquide grisâtre chargé quelquefois de flocons glaireux.

Les organes sécréteurs de l'urine interrompent leurs fonctions.

Les yeux secs et arides paraissent cernés et enfoncés dans leur orbite.

La face est grippée.

Des crampes atroces se font sentir aux jambes et aux bras; (on a remarqué souvent ce dernier phénomène dans les diarrhées intenses et dans la dyssenterie).

Les malades se plaignent d'une chaleur interne, brûlante, avec forte constriction à la région épigastrique, précisément vers le point où est situé le plexus solaire composé des innombrables branches fournies par les ganglions semi-lunaires.

Le médecin observateur aperçoit dans la réunion et la simultanéité de ces symptômes le point fondamental de l'étiologie cholérique. Eclairé par le flambeau de l'anatomie et de la physiologie, il se rend compte de tous ces phénomènes.

SIÈGE DU CHOLÉRA ÉPIDÉMIQUE.

M. Delpech a trouvé, par l'autopsie, chez beaucoup de cholériques, des traces d'inflammation au plexus solaire. Aucun physiologiste n'a jamais révoqué en doute le grand rôle de ce plexus relativement à la circulation, aux sécrétions et à la nutrition.

Si, chez tous ceux qui ont succombé au choléra, l'on avait découvert des traces d'altération dans le tissu des nerfs, on n'hésiterait pas à classer la maladie parmi les névrôses. Doit-on conclure différemment parce que, chez le plus grand nombre, on n'aperçoit nulle part des vestiges pathologiques? Ne perdons pas de vue que, dans les affections nerveuses essentielles, les tissus paraissent rarement avoir subi quelque altération. On objectera peut-être que, chez beaucoup de cholériques, on a observé des plaques de sang extravasé dans les mailles des tuniques intestinales. Mais ce phénomène est-il un indice de phlegmasie? est-il le résultat d'une congestion active ou bien d'une stase sanguine? La muqueuse n'a-t-elle pas présenté une teinte plus bleuâtre que rosée? Quelquefois on l'a vue tout-à-fait pâle et décolorée. On y a remarqué des granulations, tantôt isolées, tantôt conglomérées, que beaucoup d'observateurs ont considérées comme résultant d'un développement des folicules ou d'une tuméfaction aux orifices des lactés. En outre, ce n'est pas seulement aux organes de la digestion qu'on a reconnu des altérations; on a vu tout le système veineux engorgé; la vessie a été trouvée vide et contractée.

Ainsi l'autopsie nous prouve que toutes les parties soumises aux influences immédiates du système nerveux de la vie organique sont simultanément affectées; ce qui n'arrive pas dans les maladies essentiellement angioténiques, dans celles du tube intestinal, telles que l'entérite, la gastrite, la dyssenterie. Toutes ces maladies ont leur siége spécial là où le trouble paraît ordinairement se borner; mais dans le choléra, la perturbation des fonctions de la vie organique est générale, et cela nous démontre une analogie frappante avec les graves affections nerveuses. De là je conclus que l'épidémie exerçe *primitivement son influence sur le nerf ganglionaire*, RÉGULATEUR *des fonctions de la circulation, des sécrétions et de la nutrition.*

Le resserrement pénible qu'on éprouve à la région de l'estomac semblerait indiquer que le choléra a son siége dans cet organe; mais il ne faut pas confondre les sensations; il ne faut pas considérer comme certain que le siége de la maladie est le lieu même où nous rapportons le sentiment; regardons seulement cela comme un indice qu'elle se trouve là, ou dans les parties environnantes.

Ce n'est pas dans l'altération du tissu nerveux lui-même qu'il faut chercher la cause première et immédiate de la névrôse cholérique; c'est dans une affection des propriétés vitales des nerfs, et surtout dans leur sensibilité organique. En effet, nous voyons par les symptômes que la perturbation est excitée dans les organes de la circulation et de la digestion. A cette perturbation se joignent les désordres consécutifs dans toutes les sécrétions, enfin l'impression exercée sympathiquement sur l'imagination.

Remarquons bien que les plexus ganglionaires se divisent en une infinité de petits filets qui accompagnent presque toutes les artères, telles que la rénale, l'hépatique, la splénique, la coronnaire-stomachique, les mésentériques. En plusieurs points ces filets adhèrent intimement aux artères, qui, se distribuant aux organes, portent dans tout leur trajet les élémens de la sensibilité. On sait que, dans l'état normal, le chyle, mêlé imparfaitement au sang dans la veine sous-clavière gauche, achève, en traversant les poumons, de s'assimiler à ce liquide dont il entretient la fluidité et répare les pertes.

Il suffit donc que l'influence de l'épidémie agisse sur le système nerveux de la vie organique, pour que tous les symptômes du choléra se manifestent à la fois et se développent rapidement.

Voulez-vous une nouvelle preuve que la cause première du choléra épidémique a son siége dans les nerfs? portons nos regards sur les diverses méthodes adoptées par les praticiens renommés de la capitale. Ne voyons-nous pas les uns, par des moyens antiphlogistiques et débilitans, obtenir des succès tout aussi bien que les autres par les excitans et les toniques les plus énergiques? Les faits sont là pour l'attester. Comment concilier ces faits si le siége du mal était dans le parenchyme propre des organes? Bien certainement, si, pour remédier à une péripneumonie, à une pleurésie, à une gastrite, à une hépatite, on administrait des toniques excitans, tels que le punch, comme on l'a fait avec succès pour le choléra, l'on porterait un coup mortel.

Pour chaque maladie, qui n'est pas essentiellement nerveuse, l'expérience a consacré un mode de traitement, qu'un praticien sage et expérimenté varie quelquefois dans ses détails, mais dont il ne s'écarte pas.

Dans les névrôses tout est anomalie; et les traitemens les plus opposés comptent également des succès incontestables; c'est ce que l'on voit souvent à l'égard de l'hytérie et de l'hypocondrie.

Les succès obtenus au moyen du galvanisme administré par des mains habiles et habituées à ce mode de traitement, pourraient suffire pour nous convaincre que le choléra épidémique a son siége dans les nerfs de la vie organique.

CAUSE PREMIÈRE OU DÉTERMINANTE.

On regarde comme un axiôme que la cause pre-

mière des maladies épidémiques réside dans l'atmosphère.

Dans toutes les épidémies, on remarque que la
maladie n'exerce une influence bien sensible que
sur les individus qui ont des prédispositions à
subir ses atteintes.

D'après ces principes, tâchons de découvrir la
cause première, que j'appellerai *déterminante*, et
jetons un coup d'œil sur les causes *prédisposantes*.
Ces deux points établis nous serviront de règle pour
le mode de traitement qui mérite la préférence.

L'analyse de l'air atmosphérique a suffi pour
prouver que l'épidémie n'était ni *miasmatique* ni
effleuvienne.

Dans ma Notice, j'ai dit que le fluide électrique
répandu dans l'atmosphère a été la cause déterminante de l'épidémie actuelle.

Quelques médecins professent cette opinion ;
mais, adoptant la distinction de l'électricité en
positive et négative ou bien vitrée et résineuse, ils
ont soulevé une question problématique. Que nous
importe la solution de cette question, puisque les
effets de l'électricité sur le corps, qu'elle soit vitrée
ou résineuse, sont les mêmes tant que l'électricité
excitée conserve sa tension? Ils sont proportionnels
à cette tension ; car ils faiblissent avec elle, et les
propriétés sédatives qu'on a prétendu attribuer à
l'électricité négative pour les opposer aux propriétés excitantes de l'électricité positive, n'ont existé
que dans certaines théories ; elles n'ont jamais été

confirmées par les expériences bien faites et obser-
vées avec un esprit dégagé de toute prévention sys-
tématique.

Aussi, dans mes recherches, j'attache peu d'im-
portance à cette distinction. Je voudrais seulement
qu'il nous fût possible de déchirer le voile qui nous
dérobe les diverses combinaisons que subit la cons-
titution atmosphérique; combinaisons dont on ne
peut douter, quelque peu connues qu'elles soient;
combinaisons auxquelles les corps suspendus dans
l'air paraissent devoir leur formation et leur état,
et desquelles naissent les variations de l'électricité
atmosphérique.

Dans l'impossibilité de soumettre à l'analyse le
fluide électrique, nous ignorons les modifications
dont il est susceptible; nous n'en jugeons que par
ses effets. Son influence sur les nerfs se fait remar-
quer en mille et mille circonstances. Quels sont les
individus qui n'ont pas éprouvé quelquefois un sentiment d'anxiété aux approches d'un orage ou seulement d'une nuée électrique?

Voulez-vous une preuve que dans l'électricité est
la cause première du choléra? examinez sa marche
en Europe. Est-il arrêté par les cordons sanitaires?
Ces barrières, plus politiques que rationnelles, lui
ont-elles apporté le moindre obstacle?...

Le choléra prend son origine, comme les orages,
dans le fluide électrique; comme les orages, il a
été transporté avec lui dans les diverses régions qu'il
a parcourues; avec lui il a traversé les montagnes;

il a suivi, comme par attraction, le cours des rivières,
parce que l'air y est continuellement humide, et
que l'humidité est un des plus puissans conducteurs
de l'électricité. Dans sa marche, il a pour ainsi
dire sillonné certaines localités, ravageant cruel-
lement le côté d'une rue et épargnant totalement
l'autre. Passager comme les orages, il ne laisse à sa
suite aucun germe pestilentiel. L'Europe ne le voit
régner épidémiquement qu'à des intervalles sécu-
laires.

CAUSES PRÉDISPOSANTES.

Jetons un coup-d'œil sur les causes prédisposantes.

Cherchez-les dans l'âge, le sexe, le tempérament,
les habitudes, les écarts de régime, les habitations,
dans les affections morales: vous reconnaîtrez qu'elles
sont toutes débilitantes. Je les ai énumérées dans
ma Notice; je ne parlerai dans ces recherches que
des affections tristes de l'âme, des sensations péni-
bles, telles que le chagrin, et surtout la terreur ins-
pirée par la maladie régnante. En elles seules réside
la cause prédisposante qui semble prédominer
toutes les autres. Je suis persuadé que chez les deux
tiers des cholériques, la peur a été l'unique cause
qui ait favorisé les atteintes de l'épidémie.

L'influence des affections tristes de l'âme sur les
organes contenus dans les cavités thoraciques et
abdominales, comme le cœur, les poumons, l'estomac, est trop connue des physiologistes pour qu'il

soit nécessaire d'en exposer la théorie ; je me contenterai de citer quelques faits récens observés dans ma pratique, lesquels, ajoutés à ceux publiés dans les divers ouvrages de médecine, confirmeront le principe.

1re *Observation.*

Madame *Joseph*, demeurant impasse d'Antin, âgée d'environ 45 ans, bien constituée et jouissant d'une bonne santé, se voit privée inopinément d'un emploi, son unique moyen d'existence. En proie au chagrin, elle est atteinte par l'épidemie. Son imagination, profondément frappée, ne paraît occupée que du danger de la maladie. Dans l'intensité du mal, elle répète souvent avec anxiété le mot *choléra*. En moins de quarante-huit heures elle expire, au milieu des symptômes qui caratérisent ordinairement les vésanies et les névroses, telles que l'hystérie.

2me *Observation.*

M. Didelot, charpentier, demeurant rue des Dames, n° 111, est atteint d'une pleuro-pneumonie. Le traitement usité contre cette maladie est promptement et soigneusement administré. M. le docteur Renauldin, appelé deux fois en consultation, s'applaudit avec moi du succès que nous avons obtenu. Le huitième jour, nous annonçons aux parens que l'on peut considérer le malade comme hors de danger, pourvu qu'on ne commette aucune imprudence.

Nous étions prévenus que diverses personnes qui avaient à débattre avec lui quelques affaires d'intérêt désiraient ardemment lui parler. Nous avions recommandé expressément de ne permettre aucun entretien avec qui que ce fût. Mais, le neuvième jour, ceux qui veillaient auprès de lui le trouvèrent en si bon état, qu'ils crurent pouvoir négliger sans inconvénient notre recommandation. L'entretien, dit-on, fut paisible et ne dura que demi-heure.

Vers minuit, le malade commença à se plaindre d'inquiétudes vagues; à trois heures du matin, la scène prit un caractère alarmant. Les symptômes d'un délire violent se manifestèrent; parmi les propos incohérens on distinguait les mots : *juge, avocat, tribunal*. La mort ne tarda pas à détruire nos espérances de la veille.

Maintenant examinons d'un autre côté les avantages de la paix de l'âme contre le choléra.

Dans les momens où l'épidémie a exercé, avec le plus d'intensité, ses ravages dans la commune des Batignolles, j'ai été appelé pour visiter à domicile, principalement *dans la classe indigente*, une foule de gens qui se croyaient atteints du choléra parce qu'ils avaient quelques nausées ou seulement une diarrhée. J'ai obtenu les plus heureux résultats en leur prescrivant un simple traitement dont la base était le régime alimentaire, et surtout, en leur assurant, avec fermeté, qu'ils n'avaient aucun symptôme du choléra. Pour mieux les confirmer dans cette idée, sachant que tous en général faisaient

usage d'une tisane de thé et de camomille, je re-
commandais de changer cette boisson, et de prendre une simple infusion de tilleul. Je rassurais ainsi
leur imagination alarmée; le surlendemain, ils étaient
sur pied : le mal s'était dissipé avec la peur, comme
par enchantement.

Remarquez bien qu'il y a très peu d'exemples
que le choléra ait exercé sa funeste influence sur
les enfans au-dessous de l'âge auquel on peut
percevoir l'idée de la mort et s'en effrayer.

Je pourrais citer des faits nombreux pour prouver que l'épidémie a peu de prise quand l'imagination n'est pas péniblement frappée; je me bornerai
à un seul.

3me *Observation.*

M. Demarcy, âgé de 78 ans, demeurant passage
Lathuille, n° 11, réclame mes soins pour une con-
tusion grave reçue en tombant sur le côté gauche.
Deux jours après, vers les trois heures du matin,
il reçoit les premières atteintes du choléra; les
symptômes marchent rapidement. A huit heures,
on avait compté *vingt-trois* selles et *dix-huit* vomissemens. Les crampes à l'estomac et aux jambes se
faisaient vivement sentir; les membres se refroidis-
saient; cependant le pouls radial était encore per-
ceptible. Je me hâtai de lui porter mes soins, en
lui persuadant que sa chûte était la seule cause de
tout ce qu'il éprouvait; je pris soin de ne pas laisser
proférer, en sa présence, le moindre mot capable
de faire naître l'idée de la maladie épidémique. Les

symptômes ne tardèrent pas à se calmer ; au bout de six jours, le malade, en parfaite convalescence, se promenait dans son jardin.

DE LA CONTAGION.

Sans me livrer à des dissertations systématiques sur la contagion en géneral, je me bornerai à citer des faits.

Au milieu d'une nombreuse population, dans les mêmes lieux, le choléra semble choisir ses victimes. Les rapports et les rapprochemens les plus intimes, le contact le plus continuel, ne lui fournissent aucun aliment de propagation. L'homme en apparence de faible complexion est épargné à côté de celui qui semble doué de la santé la plus robuste. Si quelques médecins et quelques individus donnant des soins assidus aux cholériques, ont été atteints par l'épidémie, le nombre en est trop faible pour qu'on puisse en arguer qu'elle est contagieuse. Cela prouve seulement que, dans toute les classes de la société, il y a des personnes prédisposées à subir son invasion.

Fermement persuadé que la maladie n'était pas contagieuse, désirant aussi rassurer mon fils et M. Acault, étudians en médecine, ainsi que les autres personnes qui s'étaient vouées avec eux à donner des soins dans l'hospice temporaire des Batignolles, je n'ai pas craint de me soumettre moi-même à une épreuve convaincante.

Chez un malade atteint du choléra, les symptômes

étaient tellement prononcés et tellement intenses,
que la mort a suivi de près l'invasion ; j'ai rappro-
ché mes lèvres des siennes, et j'ai respiré ainsi son
haleine pendant près de deux minutes....

Dans le cours de ma pratique, j'ai regardé comme
inutiles, et même nuisibles, toutes les précautions
préconisées contre la contagion ; je me suis con-
tenté des soins de propreté. Je n'ai rien changé à
mes habitudes de vivre, j'ai banni toute crainte,
voilà quels ont été mes seuls préservatifs.

Voulez-vous une nouvelle preuve que le choléra
n'est pas contagieux? rappelez-vous ces nombreuses
émigrations de la capitale aux premiers jours que
l'épidémie y fit son apparition ; rappelez-vous cette
quantité de voyageurs à qui la peur donnait des
ailes pour s'éloigner du théâtre de la maladie. Com-
bien n'en comptez-vous pas chez lesquels les symptômes pathognomoniques du choléra ont fait leur
explosion dans les lieux où l'on ne compte jusqu'à
présent aucune autre victime, où par conséquent
l'influence n'est pas encore arrivée, et où certainement la maladie se serait propagée, si elle était contagieuse.

TRAITEMENT.

Je n'ajouterai rien à ce que j'ai dit dans ma notice relativement au traitement prophylactique ou
préservatif. Mes conseils, diffèrent en quelques
points de ceux que le gouvernement avait propagés
dans une instruction populaire; ils ont eu la sanc-

tion de l'expérience, et sont en accord parfait avec les avis récens que des médecins sages et éclairés ont publiés par la voie des journaux.

Quant au traitement curatif, M. le docteur *Fabre*, dans son intéressant ouvrage sur le choléra-morbus de Paris, a donné la description de chaque méthode adoptée en particulier par les médecins et chirurgiens chargés de la clinique des hôpitaux. L'on remarque généralement dans ces méthodes, un esprit dirigé par une doctrine vraiment philantropique. Toutefois, la haute considération que j'ai pour ces praticiens ne va pas jusqu'à une déférence aveugle. Ne les croyant pas plus avancés que moi dans la connaissance du choléra, que j'ai été à même d'observer dans toutes ses phases, j'ai basé ma méthode de traitement sur des notions acquises par l'étude et par l'expérience. Elle ne se rattache à aucun système exclusif; elle se rapporte, en grande partie, avec la plupart de celles adoptées par nos premiers médecins. Je la décrirai aussi succinctement qu'il me sera possible, sans omettre rien de ce qui me paraîtra essentiel.

Je distingue trois degrés dans le choléra.

Le premier degré, que j'appellerai *cholérine* pour me conformer au nouveau langage généralement adopté, est caractérisé par la céphalagie, par des malaises et perte d'appétit, par une diarrhée ordinairement jaunâtre, accompagnée de quelques coliques; quelquefois la langue est recouverte d'un enduit sabural.

Pour combattre cet état, il importe d'abord de rassurer le moral du malade ; il suffit ensuite de prescrire la diète, une légère tisane de riz avec deux onces de sirop d'ipécacuanha par pinte. Si les symptômes persistent, une vingtaine de sangsues à l'anus, et le lendemain un bain tempéré, suffisent ordinairement pour dissiper le mal.

Les symptômes qui caractérisent le deuxième degré, sont souvent précédés de ceux de la cholérine ; quelquefois ils se manifestent brusquement et marchent avec rapidité. Ainsi les vomissemens fréquens et les déjections alvines de matières liquides ressemblant à de l'eau de vaisselle trouble, se montrent simultanément. Les malades se plaignent de crampes extrêmement douloureuses aux bras et surtout aux jambes, de resserrement et d'ardeur brûlante à l'estomac ; le pouls radial faiblit et devient imperceptible ; la face paraît grippée ; les yeux cernés s'enfoncent dans leur orbite, le nez, les oreilles, les extrémités thoraciques et abdominales acquièrent un froid glacial.

Au deuxième degré, les soins administrés selon la méthode que j'ai tracée dans ma notice, ont rarement manqué d'amener une salutaire réaction.

Je suis dans l'habitude, quand le malade est dans le bain, de lui faire prendre une ou deux cuillerées de la potion suivante :

℞ Eau distillée de tilleul. . . . . ℥jj
     de fleurs d'oranger. . . . . ʒjj
Camphre pulvérisé. . . . . graius. . . xjj

Jaune d'œuf. 1/4
Sel de nitre. . . . . grains. . xviij
Sirop des cinq raisins apérit. . . . . ℥j

Aussitôt que la réaction se manifeste, je pratique une saignée au bras, ou j'applique une trentaine de sangsues à l'épigastre ; je favorise la transpiration autant qu'il m'est possible; j'ai soin, principalement, d'entretenir la chaleur aux pieds par le moyen de briques chaudes.

Ensuite, ayant égard à l'àge, au sexe, au tempérament et aux *habitudes* antérieures du malade, j'ai fait administrer aux uns du punch ou du bon vin sucré, par cuillerées, à l'intervalle d'un quart d'heure ; aux autres, j'ai donné une infusion de thé, de camomille ou de menthe, chaudement et peu à la fois, aux autres enfin une potion antispasmodique, dont la base était tantôt le sirop diacode, tantôt l'éther. La potion s'administrait toujours par cuillerées. A beaucoup de malades, je n'ai donné pour toute boisson que de l'eau froide, souvent répétée et peu à la fois.

J'ai remarqué que les tisanes prises en grande quantité étaient péniblement supportées et promptement rejetées par les vomissemens.

La saignée, soit par la plébotomie, soit par les sangsues, a toujours été très avantageuse dans la première période de la réaction. Mais après le lapsus, quand des signes trompeurs d'inflammation, ou les craintes d'une congestion cérébrale, ont fait recourir à ce moyen, on n'a pas eu à s'en applaudir.

J'ai été conduit à administrer l'eau froide pour boisson par deux motifs.

1° J'ai considéré l'appétence des malades pour l'eau froide comme une indication instinctive.

2° J'avais déjà remarqué les bons effets de l'eau froide dans la gastrodynie et autres affections morbides de la muqueuse intestinale, lorsque ces affections étaient *nerveuses*. J'avais vu deux hystériques n'éprouver de soulagement qu'en prenant de petits morceaux de glace comme des pilules. Tout ce qu'on peut dire de l'usage de la glace dans les maladies doit s'entendre également de l'eau froide, qui n'en diffère que par une action moins énergique.

Lorsque, à la suite du premier bain, je n'obtenais pas une réaction désirée, j'en faisais préparer un second ; rarement j'ai été obligé d'aller jusqu'à un troisième. Dans l'intervalle d'un bain à l'autre, on pratiquait aux membres des frictions sèches, et plus avantageusement le massage. Je surveillais moi-même l'action du 2me et du 3me bain, dont je réglais la durée selon que le malade les supportait sans défaillance, et que les signes précurseurs de la réaction se manifestaient. Le signe principal était le retour du pouls radial.

Voici ce que j'ai constamment observé dans les effets du bain, dont la température ne s'élevait pas au-delà de 29 à 3o degrés de Réaumur : diminution ou cessation des crampes, suspension dans les vomissemens et dans les déjections alvines ; retour de la chaleur aux bras et aux jambes; battemens de l'artère radiale perceptibles.

Dans la plupart des cas, à peine le malade était-il replacé dans son lit, que les yeux se ranimaient, les lèvres reprenaient une teinte rosée. Bientôt la peau devenait halitueuse; à cela succédait une abondante sueur.

Plus la réaction tardait à s'opérer, plus fréquemment aussi la maladie passait au troisième degré.

On voyait se développer, successivement et en partie, ou bien simultanément et en totalité, les symptômes suivans : suppression des urines, langue et haleine froides, cyanose, prostration des forces, hoquet.

A ce troisième et dernier degré, le danger est imminent. Il faut employer activement, par la méthode iatraleptique, les moyens les plus énergiques. Il faut une médication perturbatrice qui, opérant à la périphérie du corps un stimulus salutaire, facilite dans l'intérieur un retour à l'état normal des organes. (*Ubi stimulus ibi humorum fluxus*. Hippocrate.)

Frictions avec le liniment ammoniacal et aliacé, dit *hongrois;* sinapismes aux cuisses, aux jambes; vésicatoires à l'épigastre, cautérisation le long de la colonne vertébrale.

On s'efforce de rétablir la sécrétion des urines avec des lavemens composés d'une décoction de racine de chiendent et de petit-houx, à laquelle on ajoute demi-gros de nitrate de potasse. Dans le même but la boisson sera édulcorée avec du sirop des cinq racines apéritives; on administrera en même temps, par cuillerées, la potion nitro-camphrée à l'intervalle de 20 minutes.

Pour combattre le hoquet, un vésicatoire à l'épigastre, et, aussitôt après avoir enlevé l'épiderme, un emplâtre d'opium.

J'ai toujours apporté la plus grande réserve dans l'administration de l'opium à l'intérieur, tant en potion qu'en lavement. Cependant je n'ai point négligé, contre les vives douleurs et contre la diarrhée intense, ce médicament héroïque.

Avons-nous à craindre le retour de la maladie dans la capitale? Je ne le crois pas. Si nous consultons les faits historiques antérieurs au choléra actuel, nous voyons que cette terrible maladie n'a ravagé épidémiquement l'Europe qu'à des époques très éloignées. Dans toutes les contrées qu'elle a parcourues, son règne n'a duré qu'un ou deux mois. Les individus qui se sont trouvés placés sous son influence l'ont éprouvée plus ou moins, en proportion de l'impressionabilité résultant de leur idiosyncrasie ou d'autres causes prédisposantes. Cette épreuve a totalement affaibli ou même détruit en eux la prédisposition nécessaire pour en être atteints. Ainsi je ne m'occuperai pas d'un avenir que nous n'avons pas à redouter.

FIN.